知ることからはじめよう
感染症教室

人類VS感染症の歴史

監修：小林 寅喆（東邦大学教授）

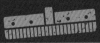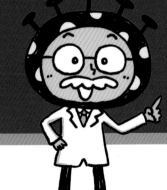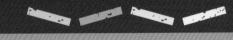

ポプラ社

はじめに

　感染症は、どうしてこわいのでしょうか？　とくに今までにない新しい感染症が流行すると、何が起きているかがわからないまま、さまざまな情報が出回り、人びとの生活は混乱してしまいます。感染症がこわいのは、感染症のことを知らないからです。人は知らないことに関して恐怖を覚えます。その恐怖が人びとをまちがった行動に走らせたり、差別・偏見を生んだりすることがあります。大切なことは感染症のことをよく知って、正しく感染症と向き合うことです。本書は、感染症とは何か、全体像を学び、恐怖を知識に変えるためのシリーズとして企画しました。

　2巻『人類VS感染症の歴史』では、人類が感染症とどうたたかって、どう乗りこえていったかを、当時の写真や絵を交えてわかりやすく説明しています。1章では世界的大流行（パンデミック）を起こした感染症を、2章では新興感染症といわれる、新しくあらわれた感染症を、3章では再び流行した再興感染症を取り上げました。

　新型コロナウイルス感染症の流行で、感染拡大をふせぎながら日常の生活をしていくという、新しい生活様式が求められるようになりました。みなさんには、感染症の恐怖がおとずれたとき、不確かな情報にまどわされず、冷静に行動できる力を身につけてほしいと願います。また、本シリーズが感染症の学習の手助けとなるだけでなく、今後の人生において、困難を乗りこえていける力となれば、大変うれしく思います。

東邦大学看護学部教授　小林寅詰

登場人物しょうかい

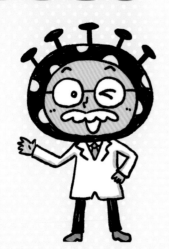

ヨボウ博士
感染症にくわしい博士。
病原体をふせぐヨボウ
シをかぶっている。

ゲンキ、エリ
ヨボウ小学校の5年生。ヨ
ボウ博士のもとで、感染症
について勉強している。

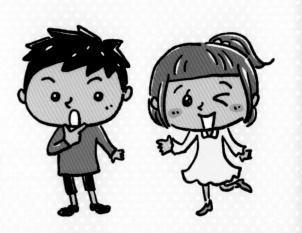

もくじ

はじめに ……………………………………………………………………………… 2

人類をおびやかした感染症 世界的大流行のなぞ ………………………………… 4

1 パンデミックを起こした感染症

天然痘 ……………………………………………………………………………… 8

ペスト ……………………………………………………………………………… 12

コレラ ……………………………………………………………………………… 16

インフルエンザ …………………………………………………………………… 20

2 新たにあらわれた感染症

新型インフルエンザ ……………………………………………………………… 22

エイズ ……………………………………………………………………………… 24

エボラ出血熱 ……………………………………………………………………… 26

SARS ……………………………………………………………………………… 28

MERS ……………………………………………………………………………… 29

新型コロナウイルス感染症 ……………………………………………………… 30

3 再び流行した感染症

麻しん ……………………………………………………………………………… 32

結核 ………………………………………………………………………………… 34

巻末 年表で見る世界の感染症 …………………………………………………… 36

さくいん …………………………………………………………………………… 38

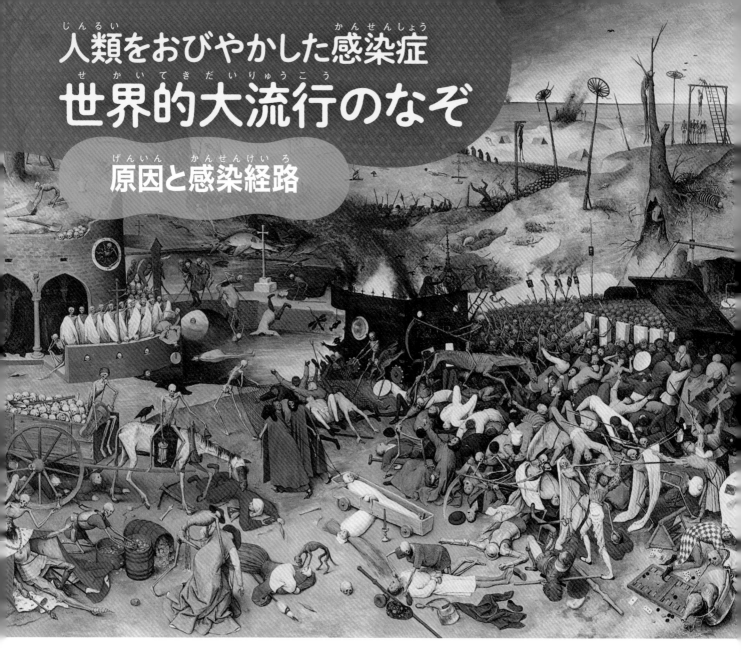

人類をおびやかした感染症
世界的大流行のなぞ
原因と感染経路

微生物の発見

　人類は紀元前の昔から、さまざまな感染症とたたかってきました。感染症が世界的に大流行し、多くの感染者が出ることを「パンデミック」といいます。「パン（すべての）」と「エピデミック（感染症の流行）」を組み合わせた言葉です。14世紀に大流行したペストの死者は7500万～2億人といわれ、死者約5000万人といわれた第二次世界大戦とくらべると、戦争より感染症で死亡した人の方が多いのがわかります。

　感染症は長い間、原因がわからず、人びとを苦しめつづけました。光学顕微鏡が発明されると、17世紀には感染症の原因となる細菌などの微生物が発見されました。細菌より小さいウイルスが発見されたのは、19世紀後半になってからです。このころになると、コレラ菌やペスト菌などの多くの病原体が発見され、治療や予防の方法がわかってきて、感染症による死亡者は減っていきました。

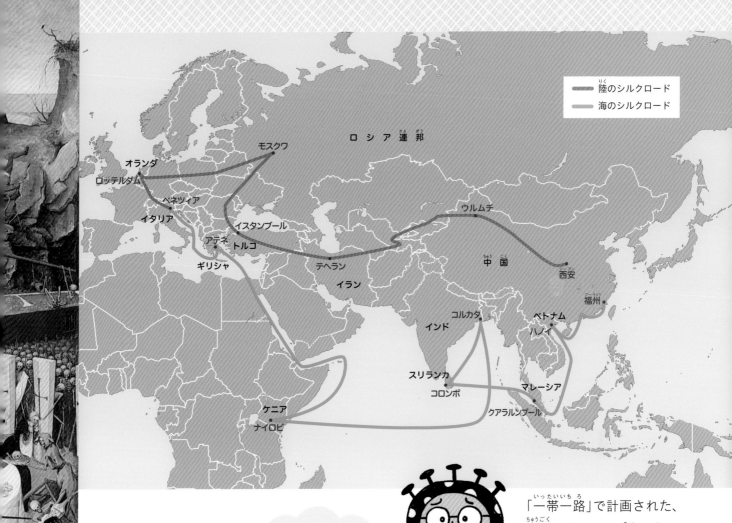

14世紀にヨーロッパで起きたペスト大流行のようすをえがいたもの。『死の勝利』。(ブリューゲル作／1562年ごろ)

人や物の移動が感染症を広めるんだね

「一帯一路」で計画された、中国とヨーロッパをつなぐ「陸のシルクロード」と「海のシルクロード」。

経済の発展と感染経路

　紀元前2世紀ごろ、今の中国とヨーロッパを結ぶ、人と物が行き来する道(交易路)ができました。中国特産の絹(シルク)が運ばれたことから「シルクロード」と呼ばれ、宗教や文化などを伝えましたが、病原体も運んでしまいました。14世紀に元(今の中国)*が軍を率いてシルクロードからヨーロッパにせめ入ると、ヨーロッパでペストの大流行が起きました。

　21世紀になると、中国はさらに貿易をさかんにするため、シルクロードのように陸路と海の航路を使った「一帯一路」という計画を立てました。新型コロナウイルス感染症が大流行した時、中国の次に流行が始まったのが、中国との貿易がさかんなイタリアとイランでした。世界が国や地域をこえて結びつきを深める現代では、感染症はあっという間に世界中に広まるようになりました。

*元：中国王朝のひとつ。チンギス＝ハンがユーラシア大陸の東西に広がるモンゴル帝国をつくり、のちに国号を元とした。1271～1368年。

地球温暖化と環境破壊の影響

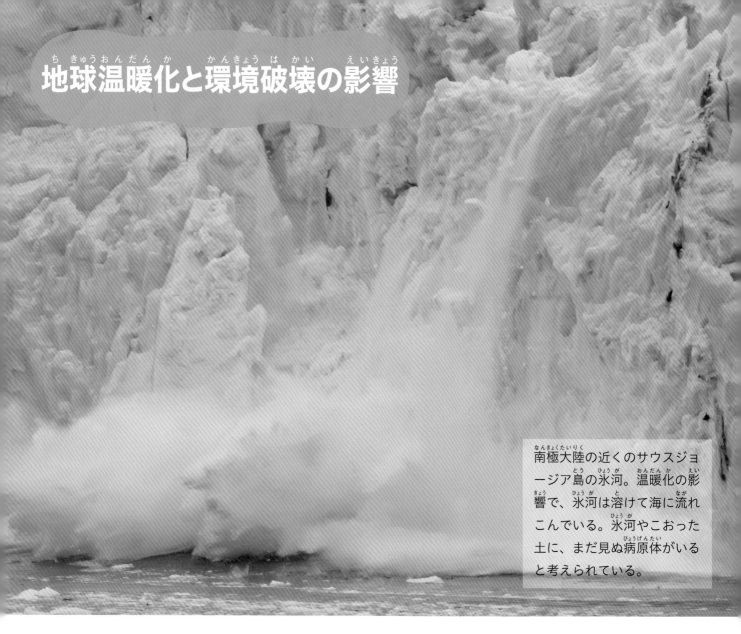

南極大陸の近くのサウスジョージア島の氷河。温暖化の影響で、氷河は溶けて海に流れこんでいる。氷河やこおった土に、まだ見ぬ病原体がいると考えられている。

温暖化で病原体が増える

近年、地球の温暖化による感染症への影響が心配されています。気温が上がると、飲料水や食物についた細菌やウイルスなどの病原体が増えやすくなります。生ものを食べる国や衛生状態の悪い国では、食中毒への注意が必要です。

また、温暖化で増えるのは病原体だけではありません。動物や昆虫の数も増えます。すると、病原体がネズミや蚊などの動物から人間にうつる危険性も高まります。マダニによる重症熱性血小板減少症候群（SFTS）が増えたのも、マダニを運ぶシカやイノシシなどの動物が増えたことが、影響していると考えられています。

さらに、南アメリカでは1991年に、海水の温度が平年より高くなるエルニーニョ現象が起こり、コレラ患者が増加しました。コレラ菌は、海の中にすむプランクトンにつくので、海水の温度が上がるとプランクトンが増え、コレラ菌も増えるというわけです。

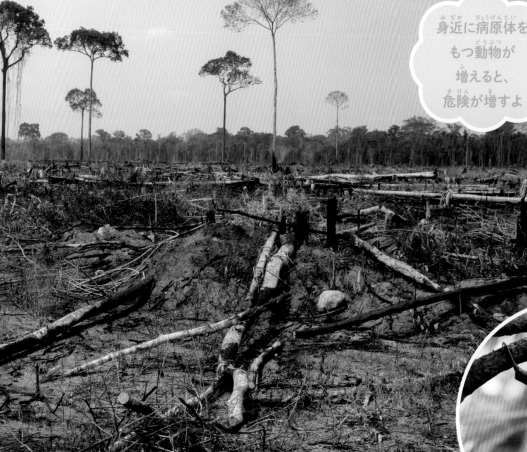

身近に病原体をもつ動物が増えると、危険が増すよ

マレーシアで大流行した急性脳炎、ニパウイルス感染症を広めた、オオコウモリ。

ブラジルのアマゾン川沿いの地域で、開拓のために焼きはらわれた密林。

🦠 動物の移動が感染を広める

　温暖化だけでなく、異常気象も感染症の広がりに関係があります。例えば、森林火災や干ばつ、洪水などですむ場所をうばわれた動物は、人間の生活する場所やその近くに移動してきます。すると、病原体を運ぶ動物と、人間や家ちくとの接触が増えることになり、感染する危険性が高くなります。1997年にマレーシアで大流行した急性脳炎は、森にすめなくなったコウモリがやってきて果樹園の果実を食べ、その果実を食べたブタが感染して、人間にも広がったものだと考えられています。

　森林の減少は、異常気象だけが原因ではありません。南アメリカやアフリカ、東南アジアでは、畑を作るために密林が開拓されています。森林破壊が進むと、人間が足をふみ入れなかった土地が開発されることによって、未知の病原体が発見され、新しい感染症を広げてしまう危険もあるのです。これからわたしたちは、環境破壊といっしょに、感染症への影響も考えていかなくてはならないでしょう。

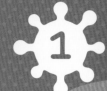

1 パンデミックを起こした感染症

天然痘

紀元前から恐れられていた天然痘は、人類がゆいいつ根絶に成功した感染症です。

症状	発熱、頭痛、強い痛みをともなう水ほう（水ぶくれ）に似た発しんが出る。脳炎などを引き起こすこともある。

世界 紀元前　天然痘の歴史は古代エジプトから

　天然痘のウイルスは、おもに飛まつや接触で人間にだけ感染します。天然痘になると水ほうのようなぶつぶつができ、そのあとは治っても消えません。紀元前12世紀の古代エジプトのファラオ（王）、ラムセス5世のミイラには、天然痘のものと思われる、ぶつぶつとしたあとが残っていました。また、それより以前のインドに、天然痘と思われる病気の記録があり、天然痘はインドから広がったと考えられています。

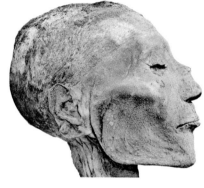

ラムセス5世のミイラ。ほおにぶつぶつしたあとが見える。

　紀元前5世紀、ギリシャのアテネとスパルタがあらそったペロポネソス戦争で、天然痘と思われる病気が起こったという記録があります。アテネで城の中に人をたくさん集め、密集した空間をつくったため、感染が広がってしまったと考えられています。アテネが戦争に負けてしまった原因の1つに、感染症があったのです。

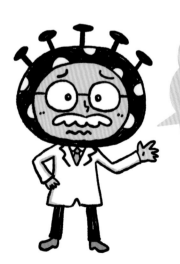

天然痘になると、水ほうのようなぶつぶつがあらわれるよ

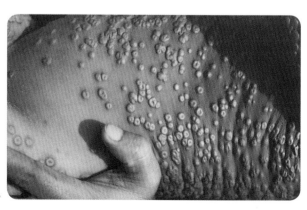

天然痘の水ほう。

天然痘が大流行し、奈良の大仏がつくられる

日本では6世紀に中国から仏教が伝わり、中国との文化や品物のやりとりが増えるようになりました。人や物の移動が増え、それと同時に天然痘などの病原体も入ってきました。天然痘は、聖武天皇が天皇の位についていた735年に大流行し、人口の約3割がなくなったといわれています。

当時の政治の中心にいた、藤原武智麻呂・房前・宇合・麻呂の四兄弟も、天然痘にかかり、なくなっています。また、この時代は干ばつやききんが続き、大きな地しんのひがいもあって、人びとの間に不安が広がっていました。

聖武天皇は、こうした不安を取りのぞき、国を安定させたいという願いから、745年に奈良の東大寺に高さが約16メートル*もある大仏（正式名は盧舎那仏坐像）の製作を始め、752年に完成させました。仏教で人びとの心の不安をしずめようとしたのです。

＊1692年に修復された現在の大仏の高さは15メートル。

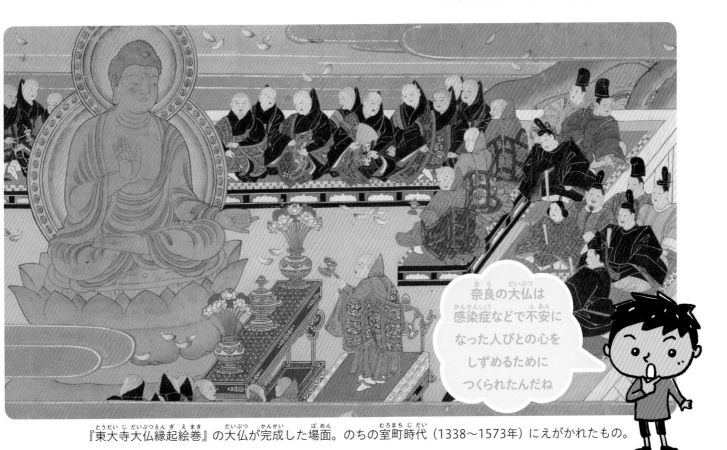

奈良の大仏は感染症などで不安になった人びとの心をしずめるためにつくられたんだね

『東大寺大仏縁起絵巻』の大仏が完成した場面。のちの室町時代（1338～1573年）にえがかれたもの。

わかった！

▶天然痘は、紀元前から流行していた感染症だった。

▶日本で東大寺の大仏がつくられたきっかけの1つに、天然痘の流行があった。

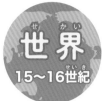

世界 15～16世紀 コロンブスの上陸によりアメリカ大陸で流行

　スペインから大西洋を横断したコロンブスは、1492年にヨーロッパ人として初めてアメリカ大陸に上陸しました。おもに交易が目的でしたが、天然痘などの感染症もアメリカ大陸に運んでしまいました。イスパニョーラ島（ドミニカ共和国とハイチ）では、免疫がまったくない先住民たちの多くが感染し、50年たらずで800万人いた人口が、ほぼ全滅したという記録が残っています。

　コロンブスに続き、スペインから探検家がアメリカ大陸に軍を率いて上陸し、アステカ王国（今のメキシコ）やインカ帝国（今のペルーあたり）にせめ入りました。どちらも天然痘など感

染症の流行で、人口が大きく減ってしまったり、皇帝が天然痘になって内乱が起こったりしてたたかえなくなり、支配されてしまいました。

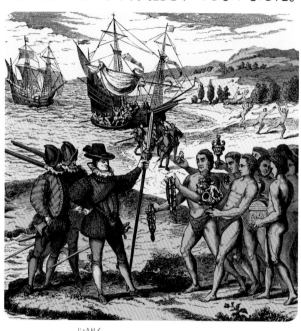

コロンブスの上陸のようすをえがいたもの。（1590年）

人類の反撃エピソード 1796年

世界で初めてのワクチン

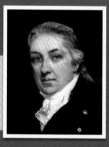

エドワード・ジェンナー
生没年：1749～1823年
出身国：イギリス

　医学者エドワード・ジェンナーは、「牛の乳しぼりをしている人は、牛痘（牛の天然痘）にはかかるけれど、天然痘にはかからない」という話をヒントに「種痘」という予防法を考えました。種痘は天然痘より症状が軽い牛痘にかかった人のうみを、天然痘にかかっていない人に注射して、天然痘の免疫をつくるという

ものです。世界で初めてのワクチンの完成でした。ジェンナーは種痘法の特許＊を取りませんでした。特許を取るとワクチンの値段が高くなり、多くの人が接種できなくなると考えたのでしょう。こうして種痘は、世界中に広まっていきました。

＊特許：無断で発明をまねされないための権利。

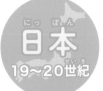

1955（昭和30）年まで 天然痘の流行は続いた

日本 19〜20世紀

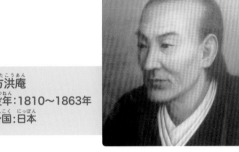

緒方洪庵
生没年：1810〜1863年
出身国：日本

天然痘は、20世紀まで日本で流行をくりかえしました。江戸時代*には、治ってもあとが残るので、「見目定めの病」（見た目の運命を決める病気）といわれ、おそれられていました。また、治っても失明してしまう人もいました。

江戸時代末期の1849年に、医師で蘭学者の緒方洪庵らが、ようやく大阪に「除痘館」という予防のための病院をつくります。少しおくれて、江戸には1858年に「お玉が池種痘所」（今の東京大学医学部）ができました。

明治時代*には、流行が6回も起こりました。第二次世界大戦後の1946（昭和21）年には約1万8000人が感染し、約3000人がなくなっています。しかし、種痘による予防接種を広めるなどの対策のおかげで、1956（昭和31）年以降は、日本での天然痘の発生はなくなりました。

*江戸時代：江戸（今の東京）に幕府が開かれた1603〜1868年。　*明治時代：1868〜1912年

人類の反撃エピソード　1980年

天然痘が世界から消えた

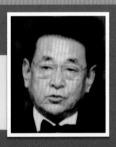

蟻田 功
生年：1926年
出身国：日本

1958年、WHO（世界保健機関）で世界から一気に天然痘をなくそうという計画が立てられました。日本の蟻田功が中心となって対策を進めました。

最初、流行している国でのワクチンの接種率を上げることを目指しましたがうまくいかず、感染者はあまり減りませんでした。次に感染者のまわりの人に集中的にワクチンを接種していくと、感染者は急激に減っていきました。そして1978年、天然痘の感染者はいなくなりました。

2年後の1980年にWHOは天然痘の世界根絶宣言を行いました。しかし、天然痘ウイルスは、研究用としてアメリカとロシアで、今も保管されています。

わかった

▶スペインから天然痘が持ちこまれ、アメリカ大陸に流行が広がった。
▶種痘による予防接種が広まって、1980年に天然痘は世界からなくなった。

11

ペスト

黒死病といわれたペストは世界で大流行を起こし、人びとを震えあがらせました。

症状 腺ペストはリンパ腺がはれ、発熱、意識障害などが出る。肺ペストは発熱、頭痛、呼吸困難が起き、死亡率が高い。

世界 紀元前〜8世紀
交易から流行が起きた古代ローマ

ペストは2600年以上前の中国で発生していたと考えられています。ユーラシア大陸の西と東のはし、古代ローマ*と中国がシルクロードによってつながると、多くの品物といっしょに、ネズミなどの動物についた病原体も行き来するようになりました。2世紀ごろ、ローマ帝国に起こった流行では、300万人以上が死亡したとされています。ペストは、感染者のひふが内出血によって黒に近い紫色になることから、「黒死病」と呼ばれました。

ペストの流行は、その後もときどきくり返し、6世紀に起こった流行は、東ローマ帝国の皇帝ユスティニアヌスも感染したので、「ユスティニアヌスのペスト」と呼ばれました。首都コンスタンティノープル(今のトルコ・イスタンブール)では、いちばんのピーク時に1日1万人が死亡したといわれています。この流行は、8世紀ごろまで続きました。

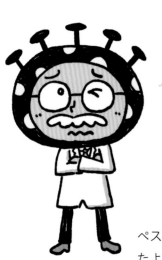

ペストで死亡した人を布で巻いて運んでいるのがわかるね

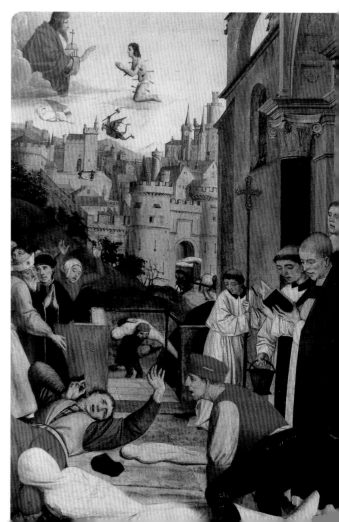

ペストで死んだ人を運ぶ墓堀人が感染したようす。その命を助けるようイエス・キリストに願う聖人がえがかれている。

*古代ローマ:紀元前8世紀ごろから地中海沿岸全域を支配した国。

世界 14世紀 ヨーロッパで 大流行が起こる

14世紀には、ヨーロッパでペストの大流行が起こりました。1347年に元（今の中国）からシルクロードや航路を通って、イタリアのシチリア島に伝わり、地中海沿岸へと広がりました。ヨーロッパだけで、当時の人口の3〜4割の人が死亡したといわれています。

この大流行は、人口増加と異常気象による食料不足で人びとが弱っていたこと、街の衛生管理が整っておらず、ペストを運ぶ動物が増えたことなどが原因と考えられています。

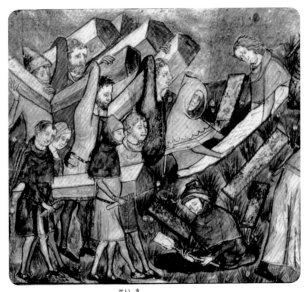

14世紀のヨーロッパで、ペストでなくなった人のひつぎを運ぶ人たち。

人類の反撃エピソード　1377年

世界初の検疫が始まる

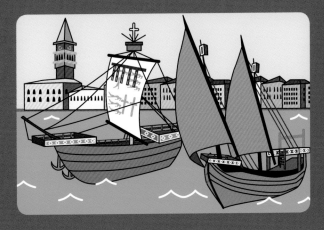

1377年、ペストの流行の対策として、イタリアのベネツィアで世界初の「検疫」が始められました。検疫とは国外から病原体が入ってくるのをふせぐために、検査などをすることです。このときに行われたのは、港に入る前に30日間船を沖にとめておき、ペストの発症がないことを確認してから入港させる海上検疫です。のちにそれでは足りないことがわかり、40日に変更されました。

わかった！

▶ペストの流行は、シルクロードや航路で人の行き来がさかんになったことが原因。

▶国への出入りを制限する「検疫」はペストの流行をふせぐために始められた。

ペスト

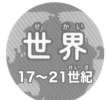

世界
17～21世紀

ヨーロッパ、中国で大流行が起こる

2回目のペストの大流行は、1665年イギリスのロンドンを中心に起こりました。この流行でロンドン市民の4分の1が死亡したといわれています。夏が過ぎ、気温が下がってくると、ペストの勢いはおとろえ始めます。1666年に起きた大火事によって、街の住宅が燃えにくいレンガや石造りに建てかえられ、ペストを運ぶネズミが住む場所を失ったことも手伝って、この流行はしだいにおさまります。

3回目の世界的な流行は、1850～1860年代ごろに中国で始まったと考えられます。1894年には香港に広がりました。そして、香港から海をわたり、太平洋一帯に流行が起こりました。ハワイでは、1899年に香港からやってきた船にいたネズミが原因でペストが広まり、拡大をふせぐために中国人街を丸ごと焼いた島もあります。この流行は約20年も続き、1000万～1200万人がなくなったと考えられています。

現在、世界的なペストの大流行は起きていませんが、21世紀以降もおもにアフリカ、南北アメリカ、アジアでペストの発生は続いています。

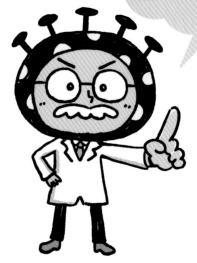

患者と目が合うとうつるといううわさがありマスクの目の穴は横につけたともいわれているよ

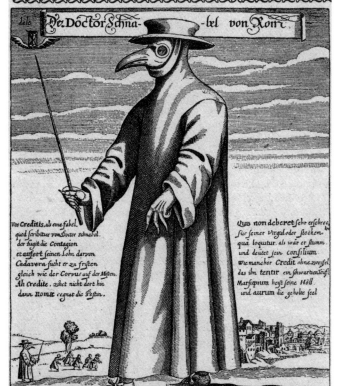

防護服を着たイタリア・ローマの医師。マスクの先をくちばしのように長くして、空気を清潔にするとされていたハーブを入れた。つえは患者に直接触らないためのもの。

日本 19〜20世紀

明治時代に、日本にペストが初上陸

日本にペストが初めて上陸したのは 1896（明治29）年、神奈川県の横浜港に入港した中国人が感染していました。国内で感染が広がったのは、1899（明治32）年です。ペストを運ぶのはネズミだとわかっていたので、東京では役所がネズミを1匹5銭*で買い上げ、1年間で300万匹以上のネズミがとらえられました。

ペストの発生は、インドや香港からの輸入品にまぎれてくるネズミが原因ではないかと考えられました。古着や古紙などの一部の輸入が禁止されましたが、流行はおさまりませんでした。その後、インドから輸入している綿花が原因だとされましたが、当時綿花から糸をつくることは、日本の重要な産業でした。そのため輸入を禁止にするわけにはいかず、徹底的にネズミをたいじするしかありませんでした。

1907（明治40）年をピークに、患者の数はだんだんと減り、1926（大正15）年を最後に日本国内のペストの発生はなくなりました。

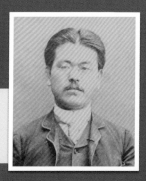

*銭：昔のお金の単位。100銭で1円。

🏯 **人類の反撃エピソード** 〈 1894 年 〉

ペスト菌を発見！

1894（明治27）年、ペストの大流行で日本政府の調査団の1人として香港で調査をしていた北里柴三郎が、ペスト菌を発見しました。北里は当時伝染病研究所の所長で、それまでも破傷風や結核など伝染病の予防に力をつくしていた人です。ペスト菌の発見によって、治療や予防の方法がわかり、多くの人が救われました。

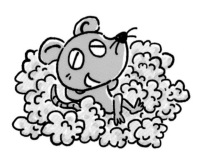

北里柴三郎
生没年：1853〜1931年
出身国：日本

同じ時期に、フランスのアレクサンドル・イェルサンも香港でペスト菌を発見し、どちらが本当のペスト菌か長い間議論されてきました。現在では、どちらもペスト菌であると結論づけられています。

わかった

▶街の整備などさまざまな対策をしてネズミを追いはらうと、ペストの患者は減っていった。

▶ペスト菌の発見によって、適切な治療や予防ができるようになった。

コレラ

19世紀から世界で7回も大流行を起こした、恐ろしい感染症です。

症状 激しいげりとおうとが起こる。重症化すると体の水分と塩分が急激に失われて脱水症状を起こし、死亡する場合もある。

世界 1817〜1879年

インドの風土病が世界中に広がった

コレラは、もともとインドの風土病*でした。7回起こった流行のうち、6回目まではインドのガンジス川流域から広まりました。

最初の流行は1817〜1823年で、インドからアジア、アフリカへと広がりました。2回目は1826〜1837年で、アジア、アフリカからヨーロッパ、南北アメリカまで広がり、世界的な流行となりました。これ以降1840〜1860年に

3回目、1863〜1879年に4回目と、流行がくり返されます。19世紀のヨーロッパは街が整備されておらず、下水やゴミであふれた不衛生な環境が、流行の原因となりました。

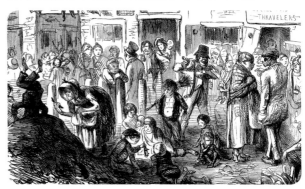

ロンドンの不衛生な街のようす。(1852年)

人類の反撃エピソード 1854年

井戸がコレラの感染源だった

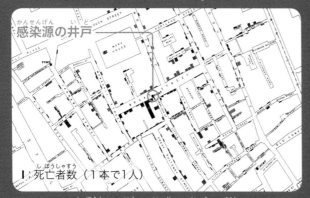

感染源の井戸

I：死亡者数（1本で1人）

コレラの死亡者の家と井戸の位置を表した地図。

1850年代、イギリス・ロンドンでもコレラが流行しました。当時はまだコレラ菌が発見されておらず、どのように感染するのかがわかりませんでした。医師のジョン・スノウは、ある井戸のまわりにコレラの死亡者が多いことから、この井戸が感染源だと考えました。そして、その井戸の使用を禁止したところ流行がおさまりました。これが「疫学*」の始まりとされ、スノウは「感染症疫学の父」と呼ばれました。

---

*風土病：特定の地域に限定して流行をくり返す病気。 *疫学：集団を対象として病気（疾病）の発生原因や流行状態、予防などを研究する学問。

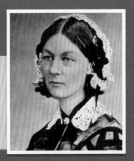

人類の反撃エピソード 19世紀

看護とデータで人びとを救ったナイチンゲール

フローレンス・ナイチンゲール
生没年：1820〜1910年
出身国：イギリス

ナイチンゲールは、イギリスの豊かな家庭の出身で、周囲の反対をおし切って看護師になりました。クリミア戦争（1853〜1856年）のときには、看護団のリーダーとして戦場におもむきます。

戦地には病院はありましたが、食料や物が不足し、けがや病気の適切な手当てをできる人がいませんでした。また当時イギリスではコレラやペストなどの感染症が流行していました。

戦地の病院で看護にあたったナイチンゲールは、イギリス軍の犠牲者は戦いで死亡した人数よりも、衛生状態の悪い病院での感染症が原因で死亡した人のほうが多いことに気づきます。病院の衛生状態が重要であることを示す統計データを数多く集め、政府にもかけ合いながら改善を重ねた結果、病院で死亡する割合は3か月で大きく下がりました。

帰国後も看護学校の設立、『看護覚書』の発行など精力的に活動し、「近代看護教育の母」といわれました。

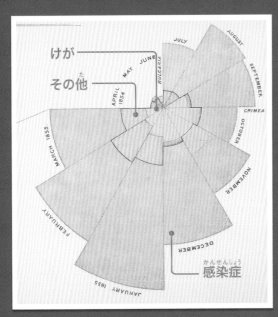

けが
その他
感染症

左はナイチンゲールがつくった、クリミア戦争中のイギリス軍の死亡の原因を表すグラフだよ

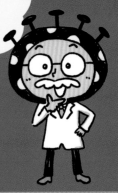

ピンクはけがでの死亡、緑は感染症による死亡、茶色はその他の原因。月別に人数を面積で表している。

わかった！

▶1850年代のロンドンで、コレラの感染源が井戸水であることがつきとめられた。

▶衛生状態をよくすることで、コレラなどの感染症の患者を減らすことができる。

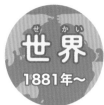

世界 1881年〜 コレラの治療法、予防法の開発

世界的な流行の5回目は1881〜1896年、6回目は1899〜1923年に発生しました。ここまでは、すべてインドで発生した「アジア型」といわれるコレラ菌が原因です。コレラの病原体が発見され、治療法や予防法がわかってくると、インドから広がるアジア型のコレラの世界的流行は起こらなくなりました。

ところが、7回目の流行が1961年にインドネシアで始まり、1971年にアフリカ大陸、1991年にアメリカ大陸へと広がります。下水道が整備され、衛生環境がよくなった地域での発生は減りましたが、水の安全性が確保されていない地域では、現在も多くのコレラ患者が発生しています。

WHO（世界保健機関）は、毎年数百万人のコレラの患者が発生し、数万〜十数万人が死亡していると推測しています。「エルトール型」という新しいコレラ菌が発見され、現在も7回目の流行の最中であるといわれています。

WHOは、2030年までにコレラによる死者を9割減らし、20か国でコレラの根絶を目指しています。そのためにも、ワクチン接種や、飲み水の安全などの衛生環境の改善を進める取り組みを行っています。

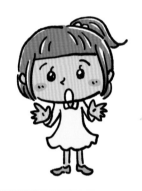

治療薬やワクチンの開発と衛生環境をよくする取り組みが大切なんだね

人類の反撃エピソード 1883年

コレラ菌を発見！

ロベルト・コッホ
生没年：1843〜1910年
出身国：ドイツ

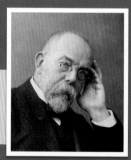

1883年、ロベルト・コッホがコレラ菌を発見しました。コッホは、炭疽菌、結核菌などの発見でも知られているドイツの医師・細菌学者です。

コッホは、肉汁をゼラチンで固め、その上で細菌を育てることで、1種類の細菌だけを増やす方法を見つけました。これにより、感染症は原因となる、それぞれ個別の細菌によって起こることがわかりました。病気の原因を特定して、それだけを取り出せれば治療法や予防法の研究が進められます。細菌を染めて顕微鏡で見る技術も開発するなど、コッホは現在の細菌検査の基礎を築きました。

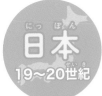

日本 19〜20世紀
外国船の来航で 大流行したコロリ

日本で初めてコレラが発生したのは1822年、山口県の下関に上陸しました。西日本を中心に流行しましたが、江戸には広がりませんでした。

その後、1858年に長崎に寄港したアメリカ船の船員から、再び感染が広がります。「ころりと死ぬ」ことから「コロリ」とも呼ばれ、江戸だけで死亡者は3万人とも26万人ともいわれました。『安政箇労痢流行記』という書物には、火葬しきれないひつぎが山積みになった光景など、当時の混乱した江戸のようすがえがかれています。

そして明治維新以降、人びとが自由に移動できるようになると、流行がくり返されるようになります。「コレラ一揆」など、コレラに対する政府の対応に不満を抱く民衆と役人との対立も各地で起こりました。

1877（明治10）年には、消毒など感染症の予防について記された「虎列刺病予防法心得」が出され、現在の感染症法の原点の1つとなっています。

1879（明治12）年の流行では、死亡者数が10万人をこえ、明治時代のコレラの死亡者数は37万人以上でした。1920（大正9）年の流行を最後に、日本での流行はおさまりました。

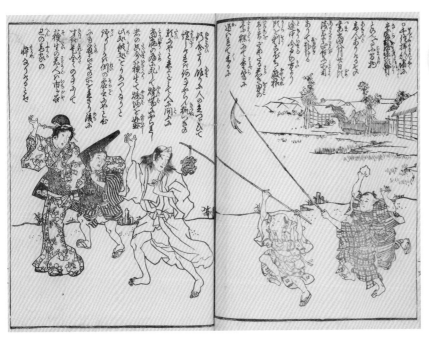

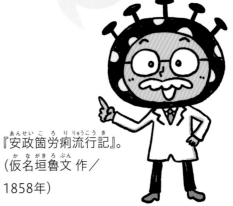

左の本には、コレラで死んだと思われていた人が火葬場で生きていることがわかったという話が書かれているよ

『安政箇労痢流行記』。
（仮名垣魯文 作／1858年）

わかった！

▶7回目の世界的流行を起こしたコレラ菌は、アジア型とはちがうエルトール型。

▶日本では、江戸時代に入ってきて「コロリ」と呼ばれ、大流行した。

インフルエンザ

戦争によって、世界中に感染が広がった感染症です。

症状 発熱、頭痛、筋肉痛、せき、くしゃみ、鼻水、全身のだるさなど。脳症や肺炎などを起こし、死亡する場合もある。

世界
紀元前5世紀、1918〜1919年

戦争の終結を早めた スペインかぜ

紀元前5世紀のギリシャには、インフルエンザと思われる病気の記録があります。

1918〜1919年、第一次世界大戦の終わりごろに世界でインフルエンザの大流行が起こりました。「スペインかぜ」といわれ、この流行で世界の人口の3分の1が感染したといわれています。死亡者数は4000万人とも1億人ともいわれ、インフルエンザの流行で最大のものとなりました。第一次世界大戦による死者数が約850万人（民間人以外）といわれていますが、それよりもはるかに多い数です。

また、各国の軍隊で患者が発生しすぎてまともに戦えなくなり、結果的に戦争の終結を早めました。戦争中は、敵の国に自分の国のようすがもれないように、情報を制限します。ところが、中立国だったスペインではこうした規制がなく、流行が大々的に伝えられました。そのため「スペインかぜ」と呼ばれましたが、実際に流行が始まったのはアメリカからです。

その後、インフルエンザは、1957〜1958年にアジアかぜ（アジア型インフルエンザ、1968〜1969年に香港かぜ（香港型インフルエンザ）が世界的に流行しました。

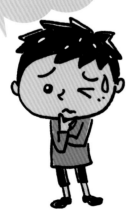

アメリカで発生した
インフルエンザは
戦場を通して世界中に
広まったんだね

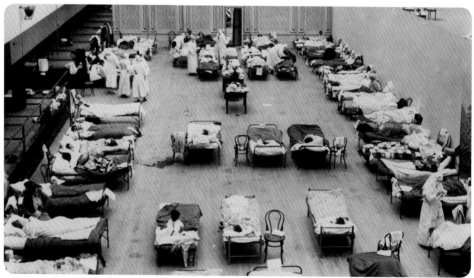

アメリカのカリフォルニア州で、病室が足りなくなり、一時的に病室にされた講堂。（1918年）

日本 1918〜1920年 大正時代*の大流行で一時社会がとまる

日本では、平安時代*にインフルエンザと思われる病気が流行した記録が残っています。江戸時代にも何回か流行が起こりました。

最大だったのは、世界的に流行した1918（大正7）年からの「スペインかぜ」です。台湾を回っていた力士の間で集団感染が起こり「力士かぜ」とも呼ばれました。その後、ヨーロッパから病原体が入り、軍隊や学校など、多くの人が長時間同じ空間にいる場所を中心に大流行しました。1年ほどでいったん落ち着きましたが、再度流行します。交通や通信など、生活に不可欠な仕事で働く人も数多く感染し、社会が一時とまってしまうほどでした。日本国内での感染者数は、およそ2300万人でした。

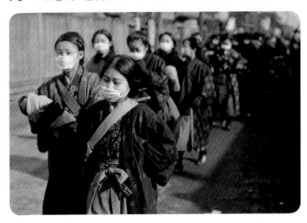

マスクで通学する女学生たち。（1920年）
＊大正時代：1912〜1926年。＊平安時代：794〜1185年ごろ。

人類の反撃エピソード　1918年

マスクをして予防する

マスクは、明治時代の初めごろに日本に伝わったといわれます。最初は、工場でのちりやほこりをふせぐために使われていました。1918（大正7）年のインフルエンザの大流行で、予防に有効だとしてマスクは注目されます。マスクをすることを促すポスターもはられ、インフルエンザの流行とともに、マスクは広まっていきました。

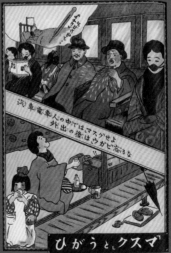

予防を呼びかけるポスター。「汽車、電車、人の中ではマスクせよ。外出の後はうがい忘るな」と書かれている。（内務省衛生局編「流行性感冒」1922年）

わかった！
▶1918年からの世界的大流行で、第一次世界大戦が早く終結した。
▶日本では、インフルエンザの流行で、マスクをして予防する習慣が生まれた。

21

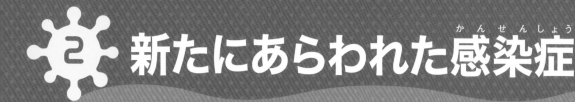

新型インフルエンザ

今までのインフルエンザとはちがう、新しい病原体が大流行を起こしました。

症状 発熱、せき、のどの痛み、全身のだるさ、頭痛、鼻水。季節性のインフルエンザに比べて、げりなどの症状が多い。

世界 2009年 動物から人へ感染したウイルス

1970年代後半から、人類が経験したことのない新しい病原体による感染症が流行しました。これを新興感染症といいます。動物から人に感染するというとくちょうがあります。

2009年にスペインかぜと型が非常に似ている、新しい型のインフルエンザが世界的な流行を引き起こしました。ブタのインフルエンザが人に感染し、人から人へと感染が広がりました。インフルエンザウイルスは非常に変異しやすく、毎年少しずつ変異しては小さな流行（季節性インフルエンザ）を引き起こしますが、とつぜん大きく変異することがあります。だれもその病原体の免疫を持っていないため、大流行につながります。

2009年の流行で、WHO（世界保健機関）は、世界の死亡者数を約2万人と発表しました。しかし、CDC（アメリカ疾病予防管理センター）などの国際チームは、発展途上国などの検査を受けずに肺炎でなくなった人を含めると、約28万人になると推計しています。

また、1997年に人にはうつらないとされていた鳥インフルエンザが鳥から人に直接感染したことがわかり、世界に衝撃をあたえました。

中国の小学校で行われた新型インフルエンザの予防接種。（2009年）

2009年の流行では中国がもっとも早く、9月にワクチンを完成させたよ

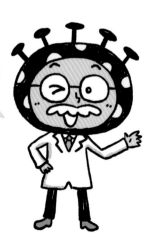

死亡率がほかの国とくらべて低かった

2009(平成21)年4月、WHOから、アメリカやメキシコでインフルエンザに似た症状のある患者が発生したという発表があり、日本でも新型インフルエンザ対策本部が設けられました。感染者の隔離や検疫の強化が行われ、都道府県には「発熱相談センター」などが準備されました。5月に日本国内で最初の感染者が発生しましたが、10月にはワクチンの接種が始まり、流行はだんだんとおさまりました。

日本の入院患者数は1万7646人、死亡者数が198人でした。日本の死亡率は、世界のほかの国にくらべて低いものでした。のちに、その理由として医療の体制のよさ、医療水準の高さ、広いはんいでの学校の閉鎖、抗インフルエンザウイルス薬の正しい使用、手洗いなどの予防意識の高さなどがあげられました。

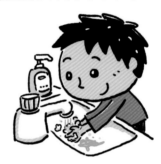

人類の反撃エピソード 19〜20世紀

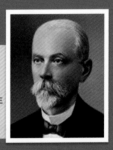

ディミトリー・イワノフスキー
生没年:1864〜1920年
出身国:ロシア

ウイルスの発見!

ウイルスは細菌よりもずっと小さいので、光学顕微鏡では発見できず、細菌より2世紀ほどおくれて見つかりました。

1892年、ロシアの微生物学者ディミトリー・イワノフスキーは、植物の病気のタバコモザイク病の病原体が、細菌でも通れない「ろ過器」を通過することに気づき、細菌よりさらに小さい病原体が存在するという考えを発表しました。

1931年、ドイツの物理学者エルンスト・ルスカらが世界初の電子顕微鏡を開発しました。ウイルスが初めて観察できるようになり、1933年にはスペインかぜの正体が、ウイルスだったとわかりました。新興感染症の研究にも役立ち、医学は進歩しました。

わかった!

▶ブタから人に感染した新型インフルエンザが、世界的大流行を起こした。

▶電子顕微鏡の開発で、ウイルスの研究が進歩した。

エイズ

エイズ（AIDS／後天性免疫不全症候群）は、世界的に流行した性感染症です。

症状 免疫力が落ちると発症する。免疫機能がはたらかなくなり、症状が進むと肺炎や脳炎、リンパ腫などを起こす。

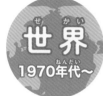

世界 1970年代〜 アフリカから伝わりスリム病といわれた

　エイズは中央アフリカから広まり、1970年代には東アフリカまで広まったと考えられています。正式に病気として報告されたのは1981年です。アメリカで健康だった若者が、相次いでめずらしい肺炎になると、翌年、CDC（アメリカ疾病予防管理センター）が、その新しい病気を「エイズ」としました。

　1982年にウガンダで集団発生したときは、感染するとがいこつのようにやせ細ることから、「スリム病」とも呼ばれました。その後、1983〜1984年ごろには、アフリカで大流行します。

　CDCは、1983年にエイズは性的接触と血液、血液製剤（血液から作られる薬）によって感染する可能性が高いことを発表しました。同じ年に、フランスのウイルス学者リュック・モンタニエらによってエイズの病原体、HIV（ヒト免疫不全ウイルス）が発見されますが、のちに別の型も見つかりました。

　UNAIDS（国連合同エイズ計画）によると、2019年までに7570万人がHIVに感染、3270万人がエイズに関連した病気で死亡しました。

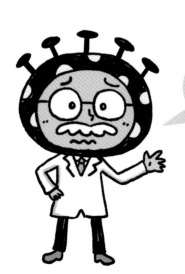

当時、ウガンダで流行したエイズにかかった人はポスターのようにやせてしまったんだ

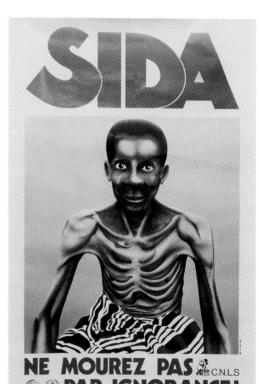

SIDA

NE MOUREZ PAS PAR IGNORANCE!　C.N.LS

エイズへの注意を呼びかけるポスター。(1900年ごろ／コートジボワール)

日本 1980年代～ 血液製剤による HIV感染

日本人で初めてHIV感染者が確認されたのは1985年、原因は性的接触でした。しかし、それ以前にも血友病*の患者の中にHIV感染者がいました。血友病の治療に使う、アメリカから輸入された加熱処理をしていない血液製剤の原料の中に、HIVウイルスが入っていたのです。アメリカで加熱処理が義務づけられてからも、日本では製薬会社が危険性を知りながら売り続け、国も対策を取りませんでした。輸入禁止や加熱処理をせず、患者にも知らせず、HIVが混入している薬が使われ続けた結果、多くの感染者が出てしまいました。

血液製剤により感染した血友病患者は、1989年に国と製薬会社をうったえて裁判を起こし、7年かけて謝罪を勝ち取りました。

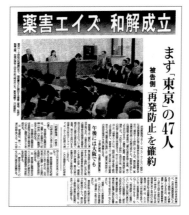

国と製薬会社をうったえた裁判が和解した時の新聞記事。（1996年）

＊血友病：出血した時、血液を固めるために必要な血液凝固因子が生まれつき不足している病気。

人類の反撃エピソード 1988年

正しい知識を広める運動

WHO（世界保健機関）は、1988年に毎年12月1日を「世界エイズデー」とし、エイズの知識や予防法を広め、差別や偏見をなくす運動を始めました。HIVに感染してから発症するまで、長いと十数年ほどかかります。完全に治す方法はまだわかっていませんが、薬や治療法は進歩して、今では早期に治療を始めれば、発症をおくらせることができるとわかりました。

WHOやUNAIDSは、発展途上国にも治療薬を行きわたらせる活動を進めました。その結果、治療を受ける人の割合は増え、死亡者数は減少しています。

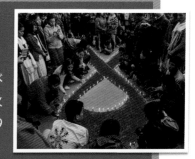

世界エイズデーのイベント。キャンドルに火をともす人びと。（2019年／ネパール）

わかった

▶エイズはアフリカで発生してアメリカで広まり、正式に新しい病気とされた。
▶日本では、HIVウイルスの入った加熱処理をしない血液製剤による感染が問題となった。

エボラ出血熱

アフリカを中心に、30回以上の流行を起こしている感染症です。

症状	発熱、頭痛、おうと、げり。血管が弱くなり、体のいろいろな部分から血がふき出す。死亡率が高い。

世界 1976〜2000年代 アフリカを中心に流行が広がる

エボラ出血熱の最初の流行は、1976年に始まりました。アフリカのスーダンの綿工場で働く男性が発症し、家族や治療にあたった医療関係者が次つぎに感染しました。感染者は284人になり、半数以上の151人が死亡しました。発生から2か月後、同じくアフリカのコンゴ民主共和国（コンゴ）で教会学校の教師が感染し、教師と同じ注射器を使って注射を受けた数人をきっかけに、流行が発生します。

アフリカで起こった流行では、医療用マスクなどの医療用具の不足から、多くの医療関係者が感染しました。また、感染症に対する知識不足から、適切な治療がされずに死亡する人が多く、最終的にCDC（アメリカ疾病予防管理センター）、WHO（世界保健機関）などの医療チームが入り、流行はおさまりました。

研究チームの調査の結果、オオコウモリから人に感染した新型のウイルス（エボラウイルス）が病原体であると考えられました。コンゴではその後、1995年、2000年代にも流行をくり返しました。日本での流行はありませんが、アフリカでは、エボラウイルスに感染した野生動物に人がさわり、感染した例もあります。

流行している
地域では
野生動物に
直接ふれないこと！

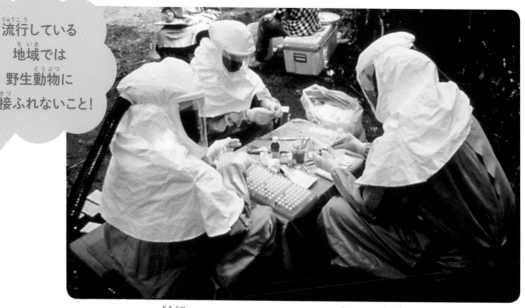

動物からウイルスのサンプルを集める科学者たち。（1995年）

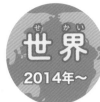

世界 2014年～ 2014年は過去最大の世界的な流行に

コンゴなどの中央アフリカで流行していたエボラ出血熱は、2014年に西アフリカのギニアや周囲の国へと広がって大流行します。流行は2年間続いて、これまでで最大のものとなりました。WHOが緊急事態宣言を出しましたが、感染者は疑わしいものも入れて2万8616人、発症した人の4割がなくなりました。

2018年、再びコンゴで流行が起こり、政府は国連（国際連合）の機関などと協力して、流行地にワクチンや抗ウイルス薬を使用して対応する、エボラ治療センターをつくりました。しかし紛争地帯では、治療センターや医療関係者が武装集団におそわれるなどの事件も起きています。

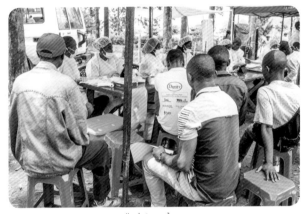

コンゴでワクチンの接種を受ける人びと。（2019年）

人類の反撃エピソード 2014年

医療関係者に防護服

患者の体液やウイルスを持つ動物との接触で感染することがわからない間は、患者の血を浴びることで多くの医療関係者が感染していました。以前から防護服はありましたが、つけ方が徹底されていませんでした。2014年にWHOが正しい防護服の装備やつけ方を示し、現在は医療関係者の感染は減りました。

コンゴのエボラ治療センターで防護服をつける医療関係者。写真上に防護服のつけ方がかかれた図がある。

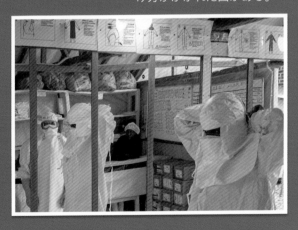

わかった！
▶病原体を持つオオコウモリから人に感染し、アフリカから世界へ広まった。
▶防護服の装備やつけ方が確立され、医療関係者の感染が減少した。

S A R S
サーズ

中国から流行が広がった、コロナウイルスによる感染症の１つです。

発熱、寒気、筋肉痛など。重症化するとげりや肺炎による呼吸困難を引き起こし、死亡する場合もある。

世界
せかい
2002〜
2003年

中国から世界へ
流行が広がる

SARS（重症急性呼吸器症候群）は、2002年11月に中国の広東省で最初の患者が報告されました。その後、アジアとカナダを中心に世界に広がりました。2003年4月には、この病気の原因が新型のウイルス（SARSコロナウイルス）と発表され、その後流行はだんだんとおさまっていきました。

WHO（世界保健機関）の2003年12月の発表によると、感染者数は疑わしいものも入れて8069人、重症の肺炎で775人が死亡しました。また、人が密集している場所での集団感染の可能性が高いことがわかりました。

日本国内での
感染者は
いなかったよ！

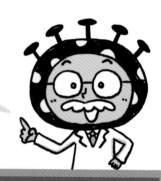

人類の反撃エピソード　2003年
じんるい　はんげき

隔離と検疫
かくり　けんえき

おもに飛まつや接触で感染するので、各国は、感染者を早く見つけて病院や自宅に隔離し、感染の広がりをふせぎました。国際空港で体温を測り、高熱の人の入出国を制限する国もありました。日本では2003年4月に成田国際空港で初めてサーモグラフィー*が取り入れられました。

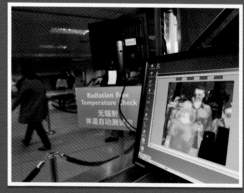

シンガポールの国際空港。モニターには体温がわかる画像（サーモグラフィー）が表示されている。（2003年）

＊サーモグラフィー：物の温度がわかる画像や装置。

わかった

▶SARSは、人が密集している場所で、集団感染する可能性が高い。

▶感染者を早く見つけて隔離することで、感染の拡大をふせいだ。

M E R S
（マーズ）

アラビア半島諸国を中心に広く発生している、コロナウイルスによる感染症です。

症状 | 発熱、せき、息切れなど。多くの人が肺炎になり、げりや呼吸困難、腎不全を起こして、死亡する場合もある。

世界 2012〜2015年
中東で発生し韓国で大流行

MERS（中東呼吸器症候群）は、2012年に中東地域*で初めて報告されました。ヒトコブラクダが持つMERSコロナウイルスが、人に感染したのだと考えられています。

2015年に韓国で流行が起こりました。中東地域から帰国した男性に、熱、せきなどの症状があり、原因がわからずにいくつも病院を回っ

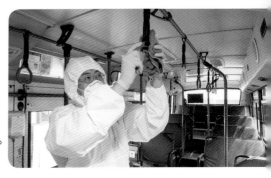

韓国では街の中を消毒した。（2015年）

たことで、院内感染から二次感染、三次感染と広がりました。感染者数は186人、死者数は38人でした。この流行は、日ごろから感染症対策を行うことの大切さを世界に示しました。

*中東地域：アフガニスタン・イラン・イラクおよびアラビア半島諸国あたり。

人類の反撃エピソード 2016年
韓国で検査を拡大

韓国はMERSの流行を教訓に、2016年から民間の病院でもPCR検査*ができるようにしました。2020年からの新型コロナウイルス感染症の流行では、医療機関だけでなく車に乗ったまま検査ができるドライブスルーなどを使い、全国の600以上の施設でPCR検査を行いました。

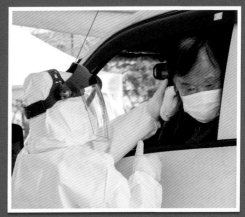

韓国では、新型コロナウイルスの検査にもドライブスルー方式が登場。（2020年）

* PCR検査：コロナウイルスに感染しているかどうかがわかる検査。

わかった

▶韓国でのMERSの流行は、最初の感染者が原因がわからず病院を回ったことで広まった。
▶韓国ではMERSの流行の教訓を受けて、感染症対策に有効な検査体制が整った。

新型コロナウイルス感染症

中国で流行し、一気に世界中に広まったコロナウイルスによる感染症です。

症状 発熱、のどの痛み、せき、全身のだるさなど。重症化すると肺炎に進行し、呼吸困難を起こし死亡する場合もある。

世界 2019年〜

中国で流行し アメリカ、ヨーロッパへ

2019年12月ごろから、中国の武漢（ぶかん）市で原因不明の肺炎が報告され、2020年1月には新型コロナウイルスによる感染症だということがわかりました。

その後、ヨーロッパや北アメリカへ流行が広まりました。最初にヨーロッパで流行が起こったイタリアでは、2020年1月末に集会や外出を制限する緊急事態宣言が出され、3月10日に入出国を制限するロックダウンが行われました。3月には、アメリカの感染者数が世界で1位となりました。アメリカのニューヨーク州では、3月7日に緊急事態宣言が出されます。

新型コロナウイルス感染症は世界中に広がり、3月11日には全世界で感染者数が12万人を上回り、死亡者数は約4600人となって、WHO（世界保健機関）は世界的な大流行（パンデミック）であることを宣言しました。

その後、南アメリカやアジアでも感染者が増え、5月にはアメリカについでブラジルが2位となり、9月にはインドの感染者数が増え、ブラジルを追いこし世界2位になりました。

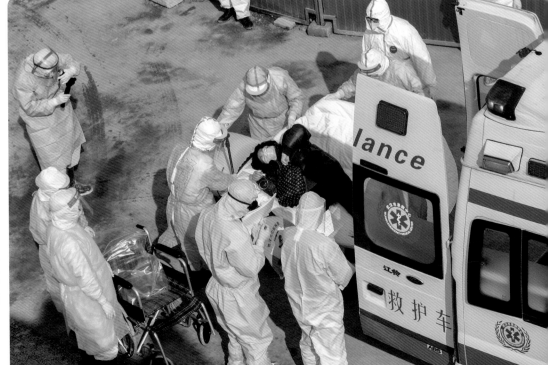

感染対策として防護服を着て患者を病院へ運ぶ医療関係者。（2020年／中国武漢市）

緊急事態宣言が出される

日本で初めて新型コロナウイルスの感染者が確認されたのは、2020年1月16日です。1月29日には、武漢市に住んでいる日本人が特別に用意された飛行機で帰国し、そのうち3人（帰国時点）が感染していました。2月には神奈川県の横浜に立ち寄っていた大型クルーズ船のダイヤモンド・プリンセス号の乗客や乗員の感染がわかりました。

4月4日には、日本国内の感染者数が3000人をこえ、政府は7日に緊急事態宣言を7都府県に出しました。緊急事態宣言が全都道府県に拡大されたのは4月16日です。5月には感染者の数が少なくなり、緊急事態宣言は5月25日に解かれます。しかし、6月19日に都道府県をまたぐ移動の制限が解かれると、また感染者数は増えていきました。

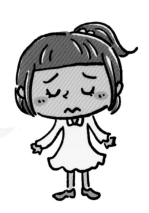

2021年1月には
2回目の
緊急事態宣言が
出されたね

🏔 **人類の反撃エピソード** 2020 年

ソーシャルディスタンス

「ソーシャルディスタンス」とは、日本語では「社会的きょり」を意味します。新型コロナウイルス感染症は、飛まつや接触で感染するので、世界の国々で、ソーシャルディスタンスとして人とのきょりを保つように呼びかけられました。日本では厚生労働省が、集会やイベント、生活に必要のない外出をひかえ、三密（密閉空間・密集場所・密接場面）をさける感染症対策を求めました。

店のレジに並ぶ時、ソーシャルディスタンスを保つために、右のようなステッカーが足元にはられた。日本では、人とのきょりの目安を2メートルとしている。

こちらで
お待ちください

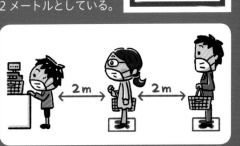

2m　　2m

わかった！

▶新型コロナウイルス感染症は、中国武漢市で流行して世界中に広まった。

▶世界の国ぐにで、人とのきょりを保つ感染症対策がとられた。

麻しん

紀元前に発生し、近年また世界的流行を起こした感染症です。

| 症状 | 発熱、全身のだるさ、のど・目の痛み、げり、腹痛など。さらに、とくちょう的な赤い発しんが全身に広がる。 |

世界 紀元前〜21世紀 死亡者数が多く失明の危険がある

　麻しんの最初の流行は、紀元前3000年ごろ西アジアで起こったと考えられています。ひふに発しんがあらわれることから、昔は天然痘と混同されていました。感染力が強く、麻しんウイルスにきく薬はありません。

　16世紀には、コロンブスなどの探検家によってヨーロッパから持ちこまれた麻しんの病原体がアメリカ大陸へ広がり、多くの先住民がなくなりました。やがて世界各地に広がり、1850年代にはアメリカのハワイで人口の2割、1875年にはフィジーで人口の3割が死亡する大流行が起きました。

　20世紀中ごろには、ワクチンが開発されて感染者は減りましたが、2018〜2019年にまた世界的な大流行が起こり、2018年の死亡者数は世界で14万人以上になりました。死亡者の多くは乳幼児で、治っても失明などの障がいが残った人も多くいました。ワクチンの副作用の心配や地域の情勢が不安定なことで、予防接種が広まらなかったことが原因でした。

昔から
子どもにとって
危険な病気
だったんだね

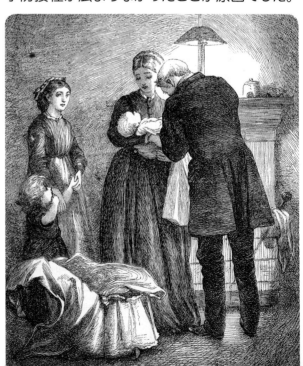

麻しんにかかった乳児を診察する医師。
（1868年／イギリス）

日本 10〜19世紀 江戸時代に13回 大流行が起こる

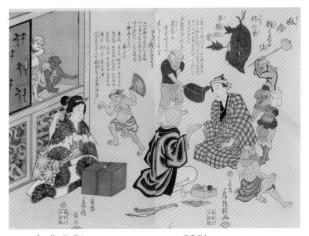

江戸時代の「はしか絵」。節分の夜にヒイラギの葉をせんじて子どもに飲ませると、症状が軽くてすむという迷信が書かれている。（1862年）

日本における麻しんの流行の記録は、998年が最初で、当時は「赤もがさ」と呼ばれました。江戸時代になると「はしかい」（かゆいという意味）を語源として「はしか」と呼ばれるようになります。

江戸時代は、数十年おきに麻しんがはやり、大流行は13回起きました。とくに1862年の流行は大きく、江戸だけで約24万人がなくなりました。麻しんの予防法などをえがいた「はしか絵」も数多く出版されました。また、失明した人もたくさんいました。予防接種が広まるまで、麻しんは多くの人の失明の原因でもあったのです。

人類の反撃エピソード　2000年

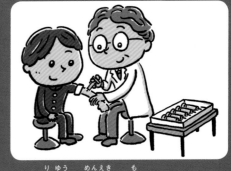

予防接種を広める運動

2000年にＷＨＯ（世界保健機関）は、麻しんをなくすため、予防接種を広める運動の計画を立てました。麻しんのワクチンを接種することで、95パーセントの人が免疫を持つといわれています。

日本では、1978（昭和53）年に子ども（1〜6歳）への定期接種が始まりました。しかし、2007〜2008（平成19〜20）年に、なんらかの理由で免疫を持っていなかった10〜20代の間で大流行が起こります。そこで中学1年、高校3年の年代に、5年間予防接種を行うと、患者数は減っていき、2015（平成27）年には、いったん流行がおさまりました。

わかっき

▶乳幼児にとって、失明などの障がいが残る可能性がある危険な病気だった。

▶江戸時代から、麻しんを「はしか」と呼ぶようになった。

結核

紀元前からある感染症ですが、今までの薬で治らない結核があらわれました。

症状 | せき、血たん、胸の痛み、発熱、全身のだるさなど。重症化すると全身の臓器に感染し、死亡する場合もある。

世界
紀元前7000年、18～21世紀

産業の発達が感染を広めた

結核の歴史は古く、紀元前7000年ごろの地中海の遺跡から、結核にかかった人によく見られる、変形した人の背骨が発見されています。

18世紀にイギリスで産業革命*が起こると、若者が働き手として農村から都市へ来て、不衛生な環境で長時間働くことで免疫力が落ち、多くの人が結核になりました。各国で産業が発達すると世界中で流行が起こり、19世紀には「結核の世紀」といえるほど大流行しました。

20世紀になり治療法がわかってくると、患者の数は減少しますが、近年再び増加しました。病原体が進化して、今までの薬が効かなくなり、深刻な問題となっています。WHO（世界保健機関）によると、2016年に結核にかかった人は1040万人、死亡した人は170万人でした。結核はせんぷく期間が長く、免疫力が落ちると発症するので、HIV感染者が感染すると発症する可能性が高くなります。HIV感染者の死亡原因の第1位は結核です。

＊産業革命：かんたんな道具による工業から、蒸気機関や機械を使う工業への技術革新のこと。

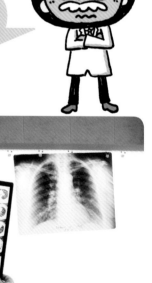

結核は、空気感染するので、専門の病院や病室に入院しなくてはならないんだ

アメリカ合衆国イリノイ州の結核の療養所。(1908年)

結核のレントゲン写真。肺に白いかげが見える。

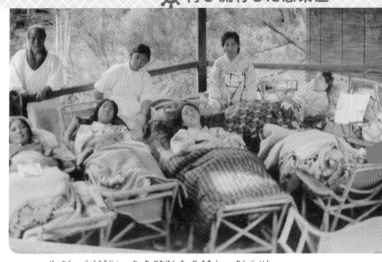

結核の療養所、神奈川県茅ヶ崎市の南湖院。(1931年)

日本 19〜21世紀 戦前に大流行し、国民病といわれた

　日本でも明治時代に入って産業が発達すると、少女たちが農村から工場に集められ、長時間の労働で免疫力が落ち、結核が広まります。結核になると故郷に帰されるので、各地に感染が広がって「国民病」とも呼ばれました。死亡者数がいちばん多かったのは、1918(大正7)年でした。また、1935(昭和10)年からアジア太平洋戦争が終わる1945(昭和20)年まで、結核は日本での死亡原因の1位でした。
　1951(昭和26)年に改正された「結核予防法」で、BCG接種などの予防接種が行われるようになり、死亡者数は減少しました。1997(平成9)年に再び流行すると、1999(平成11)年に「結核緊急事態宣言」が出されました。

人類の反撃エピソード　1928年

アレクサンダー・フレミング
生没年:1881〜1955年
出身国:イギリス

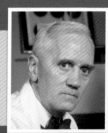

抗生物質の発見

　イギリスの細菌学者アレクサンダー・フレミングは、第一次世界大戦の戦地で兵士の治療をしていました。傷口から入った細菌が原因で感染症になり、苦しむ人びとを見て、細菌の発育をおさえる薬をつくろうと思いました。1928年、フレミングはパンなどに生えるアオカビから、さまざまな感染症を治すペニシリンを発見しました。
　このように、かびなどの微生物がつくる物質で、ほかの細菌などの発育をおさえる物質を抗生物質といいます。ペニシリンは、1944年に発見された結核の薬、ストレプトマイシンなどの抗生物質を発見する糸口にもなりました。

わかった

▶産業が急に発達したことで、働き手である若者の間で結核が流行した。
▶抗生物質の発見で、細菌による感染症の治療法が発達した。

年表で見る世界の感染症

世界	日本

紀元前7000年ごろ
・地中海の遺跡から、このころ結核にかかった人の骨を発見

紀元前3000年ごろ
・西アジアで麻しんの最初の流行が起こった

紀元前12世紀ごろ
・エジプトの遺跡で、このころのミイラから天然痘のあとを発見（古代エジプトのファラオ、ラムセス5世のミイラ）

紀元前5世紀
・アテネに天然痘と思われる流行の記録
・ギリシャにインフルエンザ発生の記録

2世紀ごろ
・ローマ帝国でペストが流行。300万人以上が死亡

6世紀
・東ローマ帝国で「ユスティニアヌスのペスト」発生

735年
・天然痘大流行
平安時代
・インフルエンザ発生の記録

998年
・このころ麻しんの流行の記録

1347年
・ペストがヨーロッパへ広がり大流行

1377年
・ベネツィアで世界初の「検疫」開始

15〜16世紀
・コロンブスの上陸により、ヨーロッパからアメリカ大陸に天然痘や麻しんが伝わり大流行

1665年
・ロンドンを中心にペスト2回目の大流行

1796年
・ジェンナーが天然痘の予防法「種痘」を開発

19世紀
・結核が大流行。「結核の世紀」といわれる

1817年
・コレラの最初の大流行（アジア〜アフリカ）

1826年
・コレラ2回目の大流行（アジア・アフリカ〜ヨーロッパ、南北アメリカへ）

1840年
・コレラ3回目の大流行

1850年代
・ハワイで人口の2割が死亡する麻しんが大流行

1854年
・スノウがコレラの感染源をつきとめる

江戸時代
・インフルエンザがくり返し流行
・麻しんの流行が13回起こる

1822年
・日本で最初のコレラ発生

1849年
・大阪に天然痘予防のための病院「除痘館」開設

1858年
・江戸に天然痘予防のための病院「お玉が池種痘所」開設
・アメリカ船の船員からコレラが流行

1862年
・江戸だけで24万人が死亡する麻しんの大流行

1850〜1860年代ごろ
・ペストの3回目の大流行始まる

1863年
・コレラ4回目の大流行

1875年
・フィジーで人口の3割が死亡する麻しんの大流行

1881年
・コレラ5回目の大流行

1883年
・コッホがコレラ菌を発見

1892年
・イワノフスキーがウイルスの存在を発見

1894年
・ペストが香港で大流行

明治時代（M）
・天然痘の流行が計6回起こる
・結核の流行が始まる

1877年（M10）
・コレラなど感染症の予防法を記載した「虎列刺病予防法心得」発表

1879年（M12）
・コレラ大流行（死亡者数が10万人をこえる）

世界	日本
1894年 ・北里柴三郎がペスト菌を発見	1896年（M29）・日本で最初のペスト発生
1899年 ・コレラ6回目の大流行	1907年（M40）・ペストの患者数が過去最大となる
	大正時代（T）
1914年 ・第一次世界大戦（〜1918年）	1918年（T7）・結核による死者数が過去最大に
1918年 ・スペインかぜ（スペイン型インフルエンザ）が大流行	・スペインかぜが大流行
	1920年（T9）・日本での最後のコレラ流行
	1926年（T15）・日本での最後のペスト発生
1928年 ・フレミングが抗生物質ペニシリンを発見	昭和時代（S）
1931年 ・ルスカらが世界初の電子顕微鏡を開発	
1933年 ・スペインかぜの正体がウイルスだとわかる	1935年（S10）・死亡原因の1位が結核に（〜1945年）
1939年 ・第二次世界大戦（〜1945年）	1941年（S16）・アジア太平洋戦争（〜1945年）
1944年 ・ワクスマンが結核に効く抗生物質ストレプトマイシンを発見	1946年（S21）・天然痘の流行
	1951年（S26）・「結核予防法」改正
1957年 ・アジアかぜ（アジア型インフルエンザ）が大流行	1955年（S30）・日本での最後の天然痘発生
1961年 ・コレラ7回目の大流行	
1968年 ・香港かぜ（香港型インフルエンザ）が大流行	
1970年代 ・エイズが中央アフリカから東アフリカへ広がる	
1976年 ・エボラ出血熱がスーダンで流行、コンゴ民主共和国に伝わる	
1980年 ・WHO（世界保健機関）が天然痘の世界根絶を宣言	
1981年 ・アメリカで最初のエイズ患者を報告	
1982年 ・ウガンダでエイズの集団発生	
	・CDC（アメリカ疾病予防管理センター）がエイズの症状を定義
1983年 ・CDCがエイズは性的接触と血液、血液製剤から感染する可能性が高いことを発表	1985年（S60）・日本で最初のエイズ患者（HIV感染者）発生〈これ以前に血液製剤による感染者あり〉
・モンタニエらがエイズの病原体、HIVを発見	
・アフリカでエイズが大流行	平成時代（H）
	1989年（H元）・血液製剤によりHIVに感染した血友病患者が裁判を起こす（1996年和解）
1995年 ・コンゴ民主共和国でエボラ出血熱が流行	
1997年 ・香港で鳥インフルエンザの鳥から人への直接感染が確認	1997年（H9）・結核患者数が再び増加
	1999年（H11）・「結核緊急事態宣言」出される
2002年 ・SARSが中国で発生し、大流行	
2003年 ・SARSコロナウイルスを発見	2007年（H19）・10〜20代の間で麻しんが流行
2009年 ・新型インフルエンザの大流行	2009年（H21）・新型インフルエンザの流行
2012年 ・MERSが中東地域で発生し、流行	
2014年 ・エボラ出血熱が過去最大の流行	
2015年 ・韓国でMERSが流行	
2018年 ・コンゴ民主共和国でエボラ出血熱が流行	
・麻しんが大流行	令和時代（R）
2020年 ・新型コロナウイルス感染症の大流行（2019年に発生）	2020年（R2）・新型コロナウイルス感染症の大流行

さくいん

あ

蟻田功 ……………………………………… 11

イワノフスキー（ディミトリー・イワノフスキー）
……………………………………… 23、36

インフルエンザ（インフルエンザウイルス）
……………………… 20、21、22、23、36、37

エイズ（AIDS、後天性免疫不全症候群）
……………………………… 24、25、37

HIV（ヒト免疫不全ウイルス）
………………………… 24、25、34、37

エボラ出血熱（エボラウイルス）…… 26、27、37

緒方洪庵 ………………………………… 11

か

隔離 ……………………………………… 23、28

北里柴三郎 …………………………… 15、37

緊急事態宣言 …………………… 27、30、31

血液製剤（非加熱血液製剤）…… 24、25、37

結核（結核菌）
…………………… 15、18、34、35、36、37

結核緊急事態宣言 …………………… 35、37

結核予防法 …………………………… 35、37

血友病 ………………………………… 25、37

検疫 ………………………… 13、23、28、36

顕微鏡（光学顕微鏡・電子顕微鏡）
…………………… 4、18、23、37

抗ウイルス薬（抗インフルエンザウイルス薬）
……………………………………… 23、27

抗生物質（ペニシリン）…………… 35、37

黒死病 …………………………………… 12

国民病 …………………………………… 35

コッホ（ロベルト・コッホ）…………… 18、36

コレラ（コレラ菌）
……………… 4、6、16、17、18、19、36、37

コロナウイルス ………………… 28、29、30

さ

SARS（SARSコロナウイルス）……… 28、37

三密 …………………………………… 31

CDC（アメリカ疾病予防管理センター）
………………………… 22、24、26、37

ジェンナー（エドワード・ジェンナー）
……………………………………… 10、36

種痘 ……………………………… 10、11、36

新型インフルエンザ …………………… 22、23、37

新型コロナウイルス感染症（新型コロナウイルス）
…………………… 5、29、30、31、37

新興感染症 …………………………… 22、23

スノウ（ジョン・スノウ）…………… 16、36

スペインかぜ ………… 20、21、22、23、37

スリム病 ……………………………… 24

世界エイズデー …………………… 25

ソーシャルディスタンス …………… 31

た

ダイヤモンド・プリンセス号 ……………… 31
WHO（世界保健機関）…… 11、18、22、23、
　　25、26、27、28、30、33、34、37
炭疽菌 ……………………………………… 18
天然痘（天然痘ウイルス）
　　……………… 8、9、10、11、32、36、37
鳥インフルエンザ …………………… 22、37

な

ナイチンゲール（フローレンス・ナイチンゲール）
　　……………………………………………… 17

は

破傷風 ……………………………………… 15
発熱相談センター ………………………… 23
パンデミック ………………… 4、8、30
PCR検査 …………………………………… 29
BCG接種 …………………………………… 35
病原体…… 4、5、6、7、9、12、13、21、22、
　　23、24、26、27、32、34、37
風土病 ……………………………………… 16
副作用 ……………………………………… 32
フレミング（アレクサンダー・フレミング）
　　……………………………………… 35、37

ペスト（ペスト菌、腺ペスト、肺ペスト）
　　…………… 4、5、12、13、14、15、17、36、37
防護服 …………………………… 14、27、30

ま

MERS（MERSコロナウイルス）…… 29、37
麻しん（はしか、麻しんウイルス）
　　……………………… 32、33、36、37
マスク ………………………………… 14、21
免疫（免疫機能、免疫力）
　　……………… 10、22、24、33、34、35
モンタニエ（リュック・モンタニエ）… 24、37

や

UNAIDS（国連合同エイズ計画）… 24、25
予防接種 ……………… 11、22、32、33、35

ら

ルスカ（エルンスト・ルスカ）……… 23、37
ロックダウン ………………………… 30

わ

ワクチン …… 10、11、18、22、23、27、32、33

監修　小林 寅喆　（こばやし いんてつ）

東邦大学看護学部感染制御学教授。1962年東京都生まれ。北里大学衛生科学専門学院卒業。東邦大学医学部微生物学教室研究生。保健学博士（北里大学）。東海大学医学部非常勤講師、国立国際医療センター研究員、三菱化学メディエンス化学療法研究部長、感染症検査部長を経て、2008年東邦大学医学部看護学科准教授、東邦大学大学院医学研究科准教授、2009年から同大学、大学院教授、2013年河南科技大学（中国河南省）兼任教授、現在に至る。著書に『はじめよう 看護の感染と防御』（ヴァンメディカル）などがある。

装丁・本文デザイン	：	倉科明敏(T.デザイン室)
表紙・本文イラスト	：	ふわこういちろう
図版イラスト	：	玉井杏(オフィス303)
編集制作	：	常松心平、小熊雅子(オフィス303)
協力	：	安部優薫、東京学芸大学附属世田谷小学校
写真	：	アマナイメージズ、内藤記念くすり博物館、北里研究所、Getty Images、国立公文書館、国立保健医療科学院図書館、国際科学技術財団、東京文化財研究所、東大寺、毎日新聞、PIXTA

※この本に載っている情報は、2021年1月現在のものです。

知ることからはじめよう　感染症教室

2 人類VS感染症の歴史

発　　　行	2021年4月　第1刷
監　　修	小林寅喆
発　行　者	千葉 均
編　　集	小林真理菜
発　行　所	株式会社ポプラ社 〒102-8519　東京都千代田区麹町4-2-6 ホームページ　www.poplar.co.jp
印刷・製本	図書印刷株式会社

Printed in Japan　　ISBN978-4-591-16929-2 / N.D.C. 498 / 39P / 27cm

P7224002

知ることからはじめよう
感染症教室

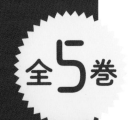

全**5**巻

監修：小林寅喆（東邦大学教授）

1 **知ってふせごう 感染症の正体**

2 **人類 vs 感染症の歴史**

3 **感染症とたたかう仕事**

4 **感染症で考える モラルと人権**

5 **データで見る 新型コロナウイルス**

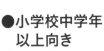

- ●小学校中学年
  以上向き
- ●オールカラー
- ●A4変型判
- ●各39ページ
- ●セットN.D.C.490
- ●図書館用特別堅牢製本図書

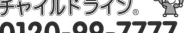